BEI GRIN MACHT SICH IHR WISSEN BEZAHLT

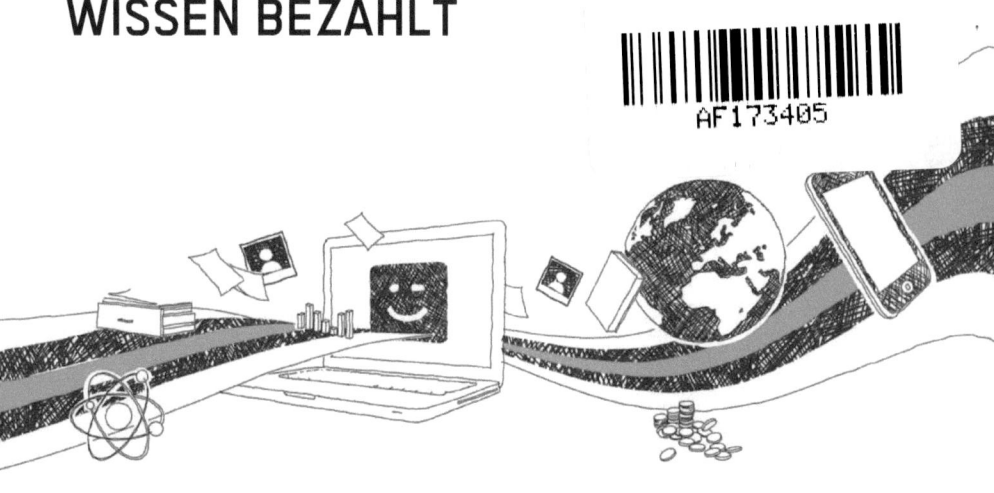

- Wir veröffentlichen Ihre Hausarbeit,
  Bachelor- und Masterarbeit

- Ihr eigenes eBook und Buch -
  weltweit in allen wichtigen Shops

- Verdienen Sie an jedem Verkauf

Jetzt bei www.GRIN.com hochladen
und kostenlos publizieren

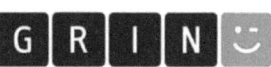

Patrick Klein

Welchen Einfluss haben soziale Netzwerke auf die Gesundheit?

GRIN Verlag

Bibliografische Information der Deutschen Nationalbibliothek:

Die Deutsche Bibliothek verzeichnet diese Publikation in der Deutschen National-
bibliografie; detaillierte bibliografische Daten sind im Internet über http://dnb.d-
nb.de/ abrufbar.

Impressum:

Copyright © 2010 GRIN Verlag GmbH
Druck und Bindung: Books on Demand GmbH, Norderstedt Germany
ISBN: 978-3-656-49364-8

Dieses Buch bei GRIN:

http://www.grin.com/de/e-book/232639/welchen-einfluss-haben-soziale-netzwerke-
auf-die-gesundheit

GRIN - Your knowledge has value

Der GRIN Verlag publiziert seit 1998 wissenschaftliche Arbeiten von Studenten, Hochschullehrern und anderen Akademikern als eBook und gedrucktes Buch. Die Verlagswebsite www.grin.com ist die ideale Plattform zur Veröffentlichung von Hausarbeiten, Abschlussarbeiten, wissenschaftlichen Aufsätzen, Dissertationen und Fachbüchern.

Besuchen Sie uns im Internet:

http://www.grin.com/

http://www.facebook.com/grincom

http://www.twitter.com/grin_com

Welchen Einfluss haben soziale Netzwerke auf die Gesundheit?

Schriftliche Hausarbeit im Rahmen des Bachelorstudiums

Im Fach: Gesundheitswissenschaften, Vertiefung und Anwendung

Abgabedatum: 31.03.2010

Vorgelegt von: Patrick Klein

B.A. Management und Expertise für Gesundheitsfachberufe

Hochschule für Technik und Wirtschaft des Saarlandes

Inhalt

1 Einleitung

Die Forderung für eine bessere Gesundheit für die Menschen in der Europäischen Region der WHO wird im Rahmenkonzept „Gesundheit 21" unter anderem mit der Aussage untermauert, dass der gesundheitsbezogene Faktor „soziale Netzwerke" einen Einfluss auf die Gesundheit der Menschen hat und es diesen zu fördern gilt. Denn Gesundheit ermögliche eine langfristige Produktivität der Menschen innerhalb der Unternehmen. (WHO 1988, S.18)

Haben soziale Netzwerke nur positive Einflüsse auf die Gesundheit der Menschen? Hat ein soziales Netzwerk Einfluss auf die individuelle Gesundheit oder ist es eher entgegengesetzt zu sehen?

In dieser Hausarbeit sollen die Einflüsse sozialer Netzwerke auf die Gesundheit des Individuums beschrieben werden.

Hierzu werde ich einleitend eine Begriffsbestimmung der Termini Gesundheit, soziale Netzwerke, sozial Kapital und soziale Unterstützung (Social Support) vornehmen. Sie dient dazu im nächsten Teil in die Erklärungsmodelle einzusteigen. Hier wurden verschiedene Erklärungsmodelle, welche die Zusammenhänge beschreiben, näher betrachtet und gegenübergestellt. Im Anschluss folgen Auszüge aus verschiedenen empirischen Forschungsergebnissen sowie eine Schlussbetrachtung aus meiner Sicht.

2 Was ist Gesundheit?

Da es keine allgemein gültige wissenschaftliche Definition des Gesundheitsbegriffes gibt finden sich in der Regel viele Mono-und Interdisziplinäre Definitionen von Gesundheit. (Waller, 2008, S.9)

Die Bandbreite des allgemeinen Gesundheitsbegriffes erstreckt sich über fachliche bis hin zu moralischen oder philosophischen Bedeutungsinhalten. Der alltägliche Umgang mit Gesundheit wird entweder negativ oder positiv bewertet. Wobei die Abwesenheit von Krankheit oder Leiden die negative Betrachtungsweise darstellt. Es wird als medizinisch-wissenschaftliches Modell westlicher Prägung bezeichnet. Als positive Interpretation kann die Definition des Gesundheitsbegriffes der WHO von 1946 bezeichnet werden. *"Gesundheit ist ein Zustand vollständigen körperlichen, geistigen und sozialen Wohlbefindens und nicht nur das Fehlen von Krankheit oder Gebrechen."*(Naidoo, 2003, s. 5ff) Sie ist für jeden Menschen, individuell und kann daher für jeden etwas anderes bedeuten. Diese Definition zeigt ebenso eine gesellschaftliche und eine wirtschaftliche Dimension von Gesundheit.

Bartholomeyczik et al (1997, S.103) weist auf die kulturelle Prägung der Individuellen Vorstellung von Gesundheit hin. Die Vorstellung bildet sich aus den persönlichen Erfahrungen und sozialer Kommunikation, dem Gelebtem und Gedachten sowie der individuellen und kollektiven Lebensinterpretation. Innerhalb eines gemeinsamen kulturellen Kontextes wirken diese Einflüsse und Erfahrungen wahrnehmungsprägend und handlungsanleitend. Gesundheit ist demnach ein gesellschaftliches Konstrukt und muss daher im sozialen Kontext betrachtet werden.

Nach Waller (2007, S.17ff) ist das negativ orientierte biomedizinische Modell, welches in unserem Kulturkreis dominiert, individuenzentriert und kurativ orientiert. Desweiteren stabilisiert es die Dominanz der Ärzte im Gesundheitswesen und führt zur Medikalisierung der Gesellschaft.

Diese Ansichten stellen das "Funktionieren" des Menschen in den Mittelpunkt. Gesundheit wird als Ressource betrachtet, welche es erlaubt, ein individuelles, sozial und ökonomisch produktives Leben zu führen. *"Aus dieser Perspektive wird Gesundheit als das normale Funktionieren des Organismus verstanden. Jede Abweichung von dieser Normalität wird dann als Krankheitssymptom verstanden. [...] Dieses Verständnis von Gesundheit und Krankheit basiert auf einer naturwissenschaftlich-technisch geprägten Sicht,..."*(Gerber & Stünzner, 1999, S11f)

Bei der interdisziplinären Betrachtung des Gesundheitsbegriffes wird zunehmend von der statischen Betrachtung abgerückt. Hier spricht man von einem Kontinuum von Gesundheit bis Krankheit. *"Gesundheit ist damit kein eindeutig definierbares Konstrukt, sie muss mehrdimensional betrachtet werden. Neben körperlichem und psychischem Wohlbefinden gehören Leistungsfähigkeit, Selbstverwirklichung und Sinnfindung dazu, die sich in ihrer Bedeutung für die Gesundheit im Laufe des Lebens jedoch verändern können."*(BMBF Glossar, 2009)

Das sehr komplexe Salutogenesemodel von Antonovsky basiert zum einen auf einer solchen Betrachtungsweise. Im Gegensatz zur Pathogenese wie sie im Biomedizinischen und Psychosomatischen Modell verfolgt wird, wie es zur Krankheitsentstehung kommt, verfolgt er den Weg, wie wird der Mensch mehr gesund und weniger krank? (Felder-Stocker et al, 1999. S.19)

Eine Trennung zwischen Gesundheit und Krankheit im Sinne eines Entweder-Oder sieht dieses Modell nicht vor. Gesundheit und Krankheit stellen die Endpunkte eines Kontinuums dar und das Individuum entscheidet über die Balance zwischen Belastung und Ressourcen. Den Belastungen als Risikofaktoren stehen Protektivfaktoren gegenüber. Diese Schutzfaktoren befähigen das Individuum Belastungen auszugleichen. Soziale Beziehungen zum Beispiel werden diesen Schutzfaktoren zugeordnet. Gesundheit ist als Resultat dieses Balanceaktes zu sehen. (Gerber & Stünzner, 1999, S.46f)

Die Hauptdeterminanten der Gesundheit werden von Dahlgren und Whitehead (1991) folgendermaßen dargestellt:

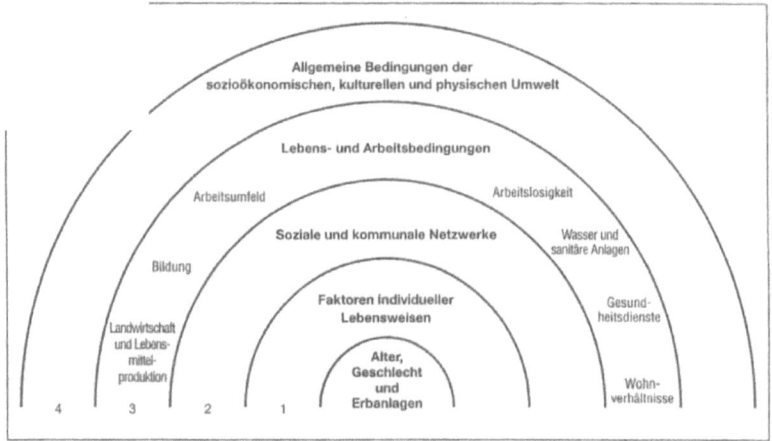

Abbildung 1: Hauptdeterminaten der Gesundheit (Dahlgren & Whitehead, 1991 in Naidoo & Wills, 2003, S. 29)

Soziale und kommunale Netzwerke werden hier in der zweiten Einflussebene aufgeführt. Es wird davon ausgegangen, dass die Unterstützung und Beeinflussung durch das soziale Umfeld des Einzelnen der Gesundheit förderlich oder hinderlich sein kann. (Naidoo & Wills, 2003, S. 29)

3   Soziale Netzwerke

"Ein soziales Netzwerk ist ein System sozialer Beziehungen zwischen Individuen.
Dieses System wird entsprechend der Metapher des Netzes als eine Struktur
angesehen, die aus Knoten und Verbindungssträngen besteht, wobei die Knoten
Personen oder andere soziale Entitäten darstellen und die Verbindungsstränge
Formen des Austausches zwischen Personen symbolisieren, etwa Freundschaft,
Zuneigung oder materielle Hilfe" (Klusmann, 1989, S. 38).

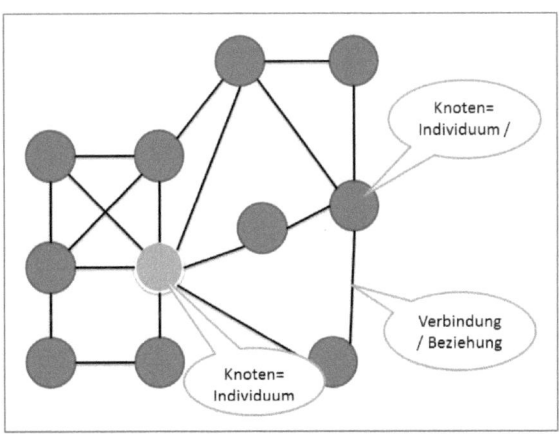

Abbildung 2: Beispiel eines Egonetzwerkes (eigene Darstellung)

Eine Unterscheidung in formelle und informelle Netzwerke zeigt den Grad der der
Einbindung in Familien-, Freundes- und Bekanntenkreise sowie in (formellen)
Organisationen.

Zur Beschreibung und Analyse persönlicher sozialer Netzwerke unterteilt
Nestmann (2000, S. 134) die Hauptdimensionen für die Charakterisierung sozialer
Netzwerke wie folgt:

1. Strukturelle Merkmale
   a. Größe
   b. Dichte
   c. Erreichbarkeit
   d. Grad der Zentralität
   e. Zusammensetzung (Cluster / Cliquen und Sektoren)
2. Beziehungsmerkmale
   a. Intensität
   b. Intimität
   c. Kontakthäufigkeit
   d. Dauer / Stabilität
   e. Vielgestaltigkeit: Uniplexe vs. Multiplexe Beziehungen
   f. Egozentrizität vs. Altruismus
   g. Reziprozität
   h. Normativer Kontext
3. Funktionale Merkmale
   a. soziale Integration
   b. soziale Regulation und Kontrolle
   c. soziale Unterstützung

Die, in diesen Netzwerken vorhandenen, *„aktuellen und potentiellen Ressourcen, die mit dem Besitz eines dauerhaften Netzes von mehr oder weniger institutionalisierten Beziehungen gegenseitigen Kennens oder Anerkennens verbunden sind"*, stellen, so Bourdieu (1983, S.190ff) das Sozialkapital des Einzelnen dar. Es handelt sich dabei um Ressourcen, die auf der Zugehörigkeit zu einer Gruppe beruhen. Durch die Beziehungsarbeit hat der Einzelne die Möglichkeit, sein Sozialkapital zu vergrößern. Eine erfolgreiche Investition in seine sozialen Beziehungen ermöglichen es dem Einzelnen die Zinsen seiner Beziehungsarbeit für sich zu nutzen. Soziales Kapital ist somit das Resultat von Investitionsstrategien die früher oder später einen unmittelbaren Nutzen erbringen.

Voraussetzung ist hierbei, das Vorhandensein von tragfähigen informellen und formellen Netzwerken.

Diese funktionierenden Netzwerke ermöglichen dem Einzelnen, zum Beispiel im Krankheitsfall oder bei Beschwerden auf soziale Unterstützung und Ermutigung zurück zu greifen. (Naidoo & Wills, 2003, S.41)

4 Soziale Unterstützung

Soziale Unterstützung, auch social support genannt, bezeichnet die sozialen Austauschprozesse zwischen Individuen. Dort findet ein Transfer von materiellen als auch ideellen Gütern statt. Eine Marktübliche Gegenleistung erfolgt nicht. (Jungbauer-Gans, 2002, S. 117 f).

Social support wird von Paulus (1997, S. 178) als ein Effekt sozialer Integration betrachtet. *„Der zentrale funktionale Aspekt sozialer Netzwerke ist die Vermittlung sozialer Unterstützung"* (Paulus 1997, S. 179).

Schwarzer und Leppin (1989, S.4) geben hierbei zu bedenken, dass Netzwerke sowohl eine Quelle von Unterstützung als auch Stress darstellen können. Soziale Belastungssituationen geringe oder fehlende soziale Eingebundenheit sowie mangelnde soziale Unterstützung (social support) können krankheitsfördernd wirken. Soziale Ressourcen, als Hilfen und Unterstützungen, die aus dem sozialen Netzwerk des Individuums stammen, können für eine bessere Gesundheit sorgen.

Für den Begriff Soziale Unterstützung findet man in der Fachliteratur zahlreiche differenzierte, aber sich doch überschneidende Taxonomien deren Spannweite von der von sehr groben Unterscheidung, zum Beispiel in instrumentelle und emotionale Unterstützung oder der objektiv besser erfassbaren praktische Hilfe oder Beratung, bis hin zu umfassenden Kategorisierungsvorschlägen, welche die verschiedensten Aspekte zu integrieren versuchen (Nestmann 1988, S. 44f).

Diewald (1991, S. 76f) bemängelt hierbei die mangelnde Trennschärfe. Er gibt zu bedenken, dass theoretisch gut definierte inhaltliche Unterscheidungen in der

Realität nicht immer eindeutig zu finden sind. Soziale Beziehungen sind in der Regel multifunktional. Der Fokus liegt nicht auf einer einzigen Art von Hilfeleistungen. Die Interaktionen haben selbst einen multifunktionalen Charakter und überlagerten sich.

Soziale Unterstützungsleistungen können als grundlegende Funktionen jeder Form sozialer Interaktion innerhalb eines Netzwerkes verstanden werden, da sie zur Pflege sozialer Beziehungen beitragen. (Nestmann 1988, S. 44)

5 Erklärungs-Modelle

5.1 Haupteffekt und Puffereffekt These

Die Haupteffekt und Puffereffekt These, sind widerstreitende Thesen welche die Wirkung sozialer Unterstützung mit empirischer Evidenz untermauern wollen. Sie beziehen sich mehr auf die Begleitumstände als auf die Art und Weise des Wirkmechanismus. Fokus ist hierbei die Effektivität sozialer Netzwerke und sozialer Unterstützung in Zeiten mit hoher und niedriger Stressbelastung. (Alloway & Bebbington, 1987; Veiel, 1992 zitiert in Eller, 2006, S.18).

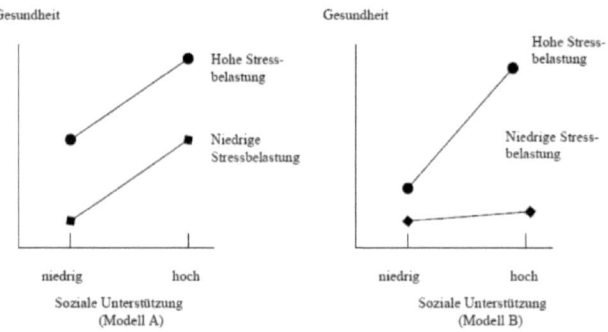

Abbildung 3: Modelle der Wirkungen zwischen Stress, sozialen Beziehungen und Gesundheit, Haupteffekt (A) und Puffereffekt (B) (Eller, 2006, S.19).

Haupteffekt- Hypothese

Die Haupteffekt-These bezeichnet das reine Vorhandensein der Ressource „soziale Unterstützung" als gesundheitsfördernden Effekt. Unabhängig vom Vorhandensein belastender oder stressender Situationen. Das Vorhandensein wirkt positiv auf die Genese, Erhaltung sowie Wiederherstellung des Wohlbefindens. Sie reduziert die Exponiertheit gegenüber Stress erzeugenden Situationen oder die Wahrscheinlichkeit des Auftrittes (Gottlieb 1983, S. 288 ff).

Puffereffekt- Hypothese

Bei der Puffereffekt-These hingegen dienst soziale Unterstützung Überwiegend in der Abschwächung dysfunktionaler Stresseinflüsse. Ein Mangel an sozialer Unterstützung hat in dieser These keine unmittelbaren gesundheitlichen Auswirkungen. Die Puffereffekt-These wurde häufiger empirisch untersucht und entsprechend häufiger bestätigt, da sie eng mit der Stressforschung zusammenhängt. (Hass & Petzold, 2002)

Veiel (1987, S. 717ff) weist darauf hin, diese Zusammenhänge nicht über zu bewerten, da die Effekte beider Modelle vielmehr unabhängig voneinander zu wirken scheinen, beziehungsweise sich zu ergänzen. Sie würden nicht komplementär funktionieren. Einen dauerhaften Schutz vor physischen und/ oder psychischen Schädigungen könnten auch starke soziale Ressourcen nicht bieten, wenn ein bestimmtes Belastungslimit überschritten würde.

5.2 „Social Selection"- und „Social Causation"Modell

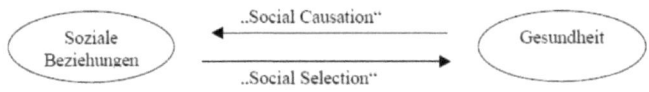

Abbildung 4: Wechselwirkungsmodell (Eller, 2006, S.16)

Mit dem „Social Causation"-Modell wird versucht, den Einfluss von sozialen Beziehungen auf das gesundheitliche Befinden zu beschreiben. Die Mehrheit der Forschungsergebnisse basiert auf Querschnittstudien, in denen soziale Unterstützung oft als erklärende (unabhängige) Variable für Gesundheit benutzt und interpretiert wird. Das „Social Selection"-Modell soll den Zusammenhang zwischen dem vorherigen/früheren Gesundheitsstatus und dem sich entwickelnden/entwickelten Netzwerk darstellen. *„Soziale Unterstützung kann in diesem Modell auch als abhängige Variable gesehen werden, die von anderen Merkmalen der Person oder auch der Umwelt bestimmt wird"*. (Eller, 2006, S.16)

Studien im Längsschnittdesign bieten hier den Vorteil, Daten innerhalb einer Zeitschiene miteinander zu vergleichen. So können die spezifischen Wechselwirkungen zwischen den gesundheitlichen/sozialen Konstrukten aufgedeckt werden. *„Querschnittstudien können dabei nicht zur Lösung des Erkenntnisproblems beitragen, da mit ihnen die Richtung der Zusammenhänge nicht bestimmt werden kann."* (Eller, 2006, S.9f)

Beispielsweise kann sich ein soziales Netzwerk im Krankheitsfall verkleinern. Dies als Effekt einer krankheitsbedingten Stigmatisierung oder/und in Folge des sozialen Rückzugs der kranken Person.

6 Empirische Untersuchungen

In vielen Studien wurden Einflussfaktoren untersucht, welche die auf Seite 2 genannten Netzwerkmaße beeinflussen und sich damit direkt auf das subjektive Gesundheitsempfinden und den objektiven Gesundheitszustand auswirken können.

Einflussfaktor Gender:

Laut Grifith (1985, S.52) geben Männer und Frauen mehr gleichgeschlechtliche als gegengeschlechtliche Netzwerkpersonen an. Stokes und Wilson (1984, S.58) fanden heraus, dass der Prozentsatz von Verwandten im Netzwerk bei Frauen weitaus höher liegt als bei Männern. Frauen verfügen über größere soziale Netzwerke als Männer (Schmerl und Nestmann, 1991, S.35) sowie über vermehrte soziale Unterstützung (Burda et al, 1984, S.26). Erkrankte Frauen erhalten generell weniger social support von ihren Ehepartnern als dies umgekehrt der Fall wäre (Kristofferzon et al, 2003, S.370).

Einflussfaktor Alter:

Die Abnahme des sozialen Netzwerkes mit zunehmendem Alter ist in der Forschung nicht einstimmig nachgewiesen (Glass et al, 1997, S. 1514f). Bei den verschiedenen Netzwerkpersonen sollte aber berücksichtigt werden, welche dem Lebensstadium angepasste Rollen sie übernehmen. Jüngere Menschen haben mehr Kontakte zu Gleichaltrigen. Kontakte im höheren Alter werden mit der eigenen Familie, vor allem den Kindern gepflegt (Due et al, 1999).

Gesundheits-Outcomes

Die Gesundheit oder auch die Gesundheits-Outcomes werden von sozialen Beziehungen über psychologische Faktoren und Reaktionen beeinflusst. Dieser Einfluss kann in beide Richtungen gerichtet sein. Hier kommt die "Self Efficacy" zum Tragen, welche auch als Konstrukt der Selbstwirksamkeit bezeichnet wird und stellt die Wahrnehmung der eigenen Fähigkeiten im Umgang mit bestimmten Personen und Situationen dar. Desweiteren wird auch die Coping-Fähigkeit als psychosoziale Variable aufgeführt. (Berkman et al, 2000, S.149)

Auch Physiologische Faktoren, welche durch soziale Beziehungen verursacht werden, können sich auf die Gesundheit auswirken. Es darf hier jedoch nicht von linearen Wirkungen ausgegangen werden. *„Da Beziehungen zwischen sozialen Bedingungen und organischen Reaktionen kontextabhängig und überaus komplex sind. [...] Soziale Beziehungen beeinflussen gesundheitsbezogene Verhaltensmuster und haben dadurch einen Effekt auf die Gesundheit. „* (Eller,2006, S.17)

Schwarzer & Leppin (1992. S.72) führen im Zusammenhang mit sozialer Unterstützung Morbidität, Mortalität und subjektives Wohlbefinden als Gesundheits-Outcomes auf.

Berkman et al (1979) konnten in Ihrer, als Alameda County Study bezeichneten, Prospektiven Basisstudie schon einen Zusammenhang zwischen der Netzwerkgröße sowie den Variablen physischer und psychischer Gesundheit nachweisen. Mittels einer randomisierten Befragung von 6.928 Erwachsenen in Alameda County, Kalifornien, untersuchten sie die Beziehung zwischen sozialen und gesellschaftlichen Bindungen und Mortalität. Anschließend folgte eine neunjährige Follow-up-Studie. Die Ergebnisse zeigten, dass Menschen, mit wenigen sozialen und gesellschaftlichen Bindungen innerhalb der Follow-up-Periode eher starben, als diejenigen mit umfangreicheren Kontakten. Das relative Risiko der Menschen, welche am meisten isoliert lebten, lag im Vergleich mit denen, welche die meisten Kontakte aufwiesen, für Männer bei 2,3 und für Frauen bei 2,8. Der Zusammenhang zwischen sozialer Bindungen und Mortalität konnte somit festgestellt werden. Doch dieser Effekt ist stark von Drittvariablen wie Alter, Geschlecht, sozialintegrativen Faktoren und von der Qualität und der individuellen Wahrnehmung der geleisteten Unterstützung abhängen.

Die Studie von Cohen et al. (1997) "Social ties and susceptibility to the common cold" hatte zum Ziel die Hypothese zu testen, dass die vielfältigen Beziehungen zu Freunden, Familie, Arbeit und Gemeinschaft mit erhöhter Widerstandskraft gegen Infektionen verbunden sind. Die 276 gesunde Probanden im Alter von 18 bis 55 Jahren, welche weder HIV positiv noch schwanger waren, wurden befragt in welchem Umfang sie an 12 zuvor definierten Arten sozialer Bindungen teilhaben (z.B. Ehepartner, Elternteil, Freund, Kollege, Mitglied der sozialen Gruppe). Danach wurden Ihnen Nasentropfen mit Rhinoviren gegeben. Es standen Zwei Virenarten zur Verfügung, die Auswahl des Virus erfolgte randomisiert. Im Anschluss wurde die Entwicklung einer Erkältung im Rahmen einer Quarantäne überwacht. Bei der Reaktion auf beide Viren, wurden diejenigen mit einer höheren Anzahl differenzierten sozialen Bindungen weniger anfällig für Erkältungen, produzierten weniger Schleim und schieden weniger Viren aus. Das relative Risiko für die Anfälligkeit einer Erkältung lag bei den Probanden mit den wenigsten Arten von sozialen Bindungen, verglichen mit denen mit den meisten Bindungen, bei 4,2. Die Forscher kamen zu dem Schluss, dass mehr heterogen zusammengesetzte soziale Netzwerke mit einer höheren Widerstandsfähigkeit gegenüber Viruserkrankungen der oberen Atemwege assoziiert werden können.

Es wird davon ausgegangen, dass eine Zusammensetzung des Netzwerkes aus starken und schwachen Beziehungen als günstig für das gesundheitliche Wohlbefinden bezeichnet werden kann. Starke Bindungen sichern die Einbindung in ein stabiles soziales Kernnetzwerk und verleihen dem Menschen eine seine soziale Verortung und erfüllen die grundsätzlichen Unterstützungsbedürfnisse. Schwache sichern neue Kontakte und wirken ressourcengenerierend. Sie ermöglichen es dem Individuum, sich veränderten Situationen besser anzupassen. Soziale Netzwerke als Matrix für Unterstützungsleistungen haben in der wissenschaftlichen Diskussion dadurch mehr Bedeutung gewonnen und forcierten die Social Support Forschung. (Hass & Petzold, 2002)

Auch die von Laireiter (1993, S.15ff) durchgeführte Studienübersicht bestätigte den Einfluss sozialer Netzwerke und sozialer Unterstützung auf Morbidität. Die Verfügbarkeit nahestehender Bezugspersonen sowie deren zur Verfügung gestellte Unterstützung sind in diesem Zusammenhang von Bedeutung.

Bei der Auswertung der Daten des Bevölkerungssurvey Sachsen Anhalt (2003), zeigte sich, dass Ledige und Kinderlose im Bezug auf subjektives Wohlbefinden signifikant bessere Werte erreichten als Geschiedene und Verwitwete. Ebenso signifikant schlechtere Werte erreichten Menschen mit Kindern. Die salutogene Wirkung eines familienfernen Kontextes war aber nur auf den ersten Blick vorhanden. Schuld sind die Alterseffekte. *„Jüngere Befragte sind oftmals unverheiratet, haben keine Kinder und wohnen in der Herkunftsfamilie. Aufgrund* *ihrer Jugend schätzen sie ihr Wohlbefinden besser ein, haben weniger Beschwerden und laborieren seltener an Erkrankungen."* (Dippelhofer-Stiem, 2008, S.115) Die in diesem Zusammenhang durchgeführten zweifaktoriellen varianzanalytischen Berechnungen konnten dem Geburtsjahr immer eine höhere erklärende Bedeutung zuweisen als dem Familienstand.

Dippelhofer-Stiem (2008, S.116ff) konnte aus den vorliegenden Survey-Daten weiterhin eruieren, dass innerhalb der Gruppe der unter 40jährigen, Verheiratete und welche die Kinder haben, ein geringeres Wohlbefinden und höherer Krankheitshäufigkeit angeben. Die Häufigkeit der Arztbesuche war signifikant höher als es bei den kinderlosen Altersgenossen der Fall war. Sie geht davon aus, dass die Ursache in den familialen Herausforderungen zu suchen ist. Eine weitere Konfundierung sieht sie in der Haushaltsgröße. Bei ein und zwei Personen-haushalten sind kaum Unterschiede festzustellen. Jedoch verläuft eine *„salutogene Trennlinie"* zwischen Kleinhaushalten und solchen mit mehr als zwei Personen. Ein größerer Wohnkontext geht mit positiveren gesundheitsbezogenen Werten einher. Aber auch hier konnte ein Alterseffekt nachgewiesen werden. Vor 1959 geborene mit älteren Kindern, welche in größeren Haushalten lebten, gaben ein besseres Wohlbefinden, weniger Beschwerden und Erkrankungen an, als die vergleichbare Altersgruppe, welche alleine und ohne Kinder lebte. Bei jüngeren Familien wurde ein schlechterer subjektiver Gesundheitszustand nachgewiesen. Was auch als Effekt der familialen Herausforderungen zu sehen sei. Eine systematische Beziehung zwischen Gebundenheit in einer Partnerschaft und dem Gesundheits-zustand konnte nicht nachgewiesen werden. Es gab hinsichtlich der Antworten von Singles und Nicht-Singles keine signifikanten Unterschiede. Im Kontext der sozialen Unterstützung konnte jedoch nachgewiesen werde, dass mit steigender Anzahl der Menschen, auf deren Hilfe sich die Befragten im Notfall unbedingt verlassen können, eine kontinuierliche Steigerung des Wohlbefindens und eine stetige Abnahme der Beschwerde- und Erkrankungshäufigkeit einher geht.

7 Schlussbetrachtung

Es könnten noch zahlreiche weitere Forschungsergebnisse aufgelistet werden, denn in der Forschung wurden praktisch alle Unterstützungsaspekte in allen Lebensspannen untersucht. Sicher wurden Zusammenhänge zwischen sozialen Netzwerken und der darin vorhandenen sozialen Unterstützung mit dem Gesundheitszustand des Individuums aufgezeigt, aber die verschiedenen Erkenntnisse sind entsprechend heterogen und erschweren eine definitive Aussage über den Einfluss von Netzwerken auf die Gesundheit.

Auf Grund der vorliegenden Erkenntnisse, schließe ich mich der Aussage von Röhrle (1994, S. 95) an, dass man von einer Verallgemeinerung der salutogenen Wirkung von sozialer Unterstützung nicht ausgehen kann. Vielmehr sind es Faktoren wie die Beziehungsqualität (Stärke), die Zusammensetzung des Netzwerks oder die Eingebundenheit die beachtet werden müssen. Daher sind der Kontext und das Setting von hoher Bedeutung, in dem die Unterstützungsleistung stattfindet. Im Vorfeld jeglicher Diskussion muss demnach, unter Beachtung der Kontextabhängigen Hintergrundvariablen, die Untersuchungsrichtung, im Sinne der „Social Selection"- und „Social Causation" Modelle festgelegt und die abhängigen und unabhängigen Variablen benannt werden.

Die von Diewald (1991, S. 76f) bemängelte mangelnde Trennschärfe könnte bei der Operationalisierung des Begriffs „unterstützendes Verhalten" berücksichtigt werden, in dem man das Verhalten realitätsnah definiert. Die angebotenen Unterstützungsleistungen sind ebenso Kontext- und Settingabhängig wie die spezifischen Bedürfnisse des Individuums.

Ein weiteres Augenmerk sollte bei Studien auf das Auftreten von Konfoundern wie Alter oder Geschlecht gelegt werden.

8 Literatur

Alloway R., Bebbington P. (1987), The buffer theory of social support - a review of the literature. *Psychol Med.*,7, S. 91-108

Bartholomeyczik S., Göpel E. Mühlum A. (1997) Sozialarbeitswissenschaft, Pflegewissenschaft, Gesundheitswissenschaft, Freiburg: Lambertus

Berkman L., Glass T. (2000), Social Integration, Social Networks, Social Support, and Health. In: Kawachi I. (Hrsg.) (2000): Social Epidemiology. Oxford: University Press, S.137 - 173.

Berkman L., Lisa F., Syme S., Leonard M. (1979). Social Networks, Host Resistance and Mortality: A Nine Year Follow-Up Study of Alameda County Residents. American J. of Epidemiology, 109 (2), S.186-20

BMBF, Bundesministerium für Bildung und Forschung, Glossar (2009), http://www.bmbf.bund.de/glossar/glossary_item.php?GID=97&N=G&R=16 (21.12.2009)

Bordieu P. (1983), Sozialer Raum und Klassen: Zwei Vorlesungen, 1. Auflage, Frankfurt a. M.: Suhrkamp

Burda P., Vaux A., Schill T. (1984). Social support resources: Variation across sex and sex role. Pers Soc Psychol Bull. 10 (1), S.119-126.

Cohen S., DoyleW., Skoner D. (1997), Social ties and susceptibility to the common Cold. Journal of the American Medical Association, 277 (6), S. 1940-1944.

Diewald, M. (1991): Soziale Beziehungen: Verlust oder Liberalisierung? Soziale Unterstützung in informellen Netzwerken. Berlin: Rainer Bohn Verlag

Dippelhofer-Stiem B. (2008), Gesundheitssozialisation: Theoretische und empirische Analysen zur Genese des subjektiven Gesundheitsbildes, Weinheim, München: Juventa

Due P., Holstein B., Lund R., Modvig J., Avlund K. (1999), Social relations: network, support and relational strain. SocSciMed. 48 S.661-673.

Eller M. (2006), Soziale Netzwerke und der Gesundheitszustand von Typ 2 Diabetikern und Nicht-Diabetikern unter Längsschnittbetrachtung der Ergebnisse einer bevölkerungsbezogenen Fall-Kontroll-Studie, Dissertation, München: Ludwig Maximilians Universität.

Felder-Stocker B., Jeger-Bernhard C., Kaufmann M. (1999), Was macht es aus, dass ...: das Konzept der Salutogenese nach Aaron Antonovsky: eine Anwendungsmöglichkeit in der sozialen Arbeit, Edition Soziothek, Luzern: Sozialwissenschaftlicher Fachverlag

Gerber U., Stünzner v.W.(1999), Entstehung, Entwicklung und Aufgaben der Gesundheitswissenschaften, S.9 – 65, In: Hurrelmann K. (Hrsg), Gesundheitswissenchaften, Berlin, Heidelberg, New York: Springer

Griffith J. (1985) Social support providers: Who are they? Where are they met? And the relationship of network characteristics to psychological distress. Basic and Applied Social Psychology, 6(1), S.41-60.

Glass T., Leon C., Seeman T., Berkman L. (1997), Beyond single indicators of social networks: A LISREL analysis of social ties among the elderly. Soc Sci Med., 44 (10), S.1503-1517

Gottlieb S., Benjamin H. (1983). Social support as a focus for integrative research in psychology, American Psychologist, 38 S. 278-287.

Hass W., Petzold H. (2002), Die Bedeutung sozialer Netzwerke und sozialer Unterstützung für die Psychotherapie - diagnostische und therapeutische Perspektiven http://www.psychologische-beratung-bern.ch/soziale-netzwerke.htm (12.01.2010)

Jungbauer-Gans M., 2002, Ungleichheit, soziale Beziehungen und Gesundheit, Westdeutscher Verlag, Wiesbaden

Klusmann D. (1989), Methoden zur Untersuchung sozialer Unterstützung und persönlicher Netzwerke. In: Angermeyer M, Klusmann D, Soziales Netzwerk. Ein neues Konzept für die Psychiatrie. Berlin: Springer S. 17-63

Kristofferzon M., Löfmark R., Carlsson M. (2003), Myocardial infarction: Gender differences in coping and social support. J Adv Nurs., 44 (4), S. 360-374

Laireiter A. (1993). Begriffe und Methoden der Netzwerk- und Unterstützungsforschung, In

Laireiter A. (Hrsg.), Soziales Netzwerk und soziale Unterstützung. Konzepte, Methoden und Befunde. Bern, Göttingen, Toronto, Seattle: Hans Huber, S.15-44.

Naidoo J. & Wills J. (2003). Lehrbuch der Gesundheitsförderung. Umfassend und anschaulich mit vielen Beispielen und Projekten aus der Praxis der Gesundheitsförderung. Köln: Bundeszentrale für gesundheitliche Aufklärung.

Nestmann F. (2000), Gesundheitsförderung durch informelle Hilfe und Unterstützung in sozialen Netzwerken. Die Bedeutung informeller Hilfe und Unterstützung im Alltag von Gesundheitssicherung und Gesundheitsförderung. Aus: Sting S., Zurhorst G. (Hrsg.), Gesundheit und Soziale Arbeit. Gesundheit und Gesundheitsförderung in den Praxisfeldern Sozialer Arbeit. Weinheim, München: Juventa, S. 128-146.

Nestmann F. (1988), Die alltäglichen Helfer: Theorien sozialer Unterstützung und eine Untersuchung alltäglicher Helfer aus vier Dienstleistungsberufen. Berlin, New York: Verlag de Gruyter.

Paulus P. (1997): Soziale Netzwerke, soziale Unterstützung und Gesundheit. In: Homfeldt, H. G.; Hünerdorf, G. (Hrsg.): Soziale Arbeit und Gesundheit. Neuwied, Luchterhand, S. 175-193

Röhrle B. (1994). Soziale Netzwerke und soziale Unterstützung. Psychologische Bedeutungsvarianten und Perspektiven: Habilitationsschrift an der Fakultät für Sozial- und Verhaltenswissenschaften der Universität Heidelberg. Weinheim: Psychologie-Verlags-Union.

Schmerl C, Nestmann F.(1991), Frauen und Helfen: Wie weit trägt die weibliche Natur? In: Nestmann F, Schmerl C. (Hrsg.), Frauen - das hilfreiche Geschlecht. Dienst am Nächsten oder soziales Expertentum? Hamburg: Rowolth, S.9-44.

Schwarzer R, Leppin A., (1989), Sozialer Rückhalt und Gesundheit. Eine Meta-Analyse, Hogrefe: Göttingen

Schwarzer R, Leppin A.(1992) Possible impact of social ties and support on morbidity and mortality. In: Veiel H., Baumann U.(Hrsg), The meaning and measurement of social support. Washington: Hemisphere, S. 65-83.

Stokes J., Wilson D.(1984), The inventory of socially supportive behaviors: Dimensionality, prediction, and gender differences, American J. of Community Psychology, 12, S.53-69

Veiel H. (1992), Some cautionary notes on buffer effects. 273-289. In: Veiel H., Baumann U (Hrsg), The meaning and measurement of social support. Washington: Hemisphere

Veiel H. (1987), Buffer effects and threshold effects: An alternative interpretaion of nonlinearities in the relationship between social support, stress and depression, American J. of Community Psychology, 15, S.717-740

Waller, H. (2007). Sozialmedizin. Grundlagen und Praxis (6. Aufl.). Stuttgart: Kohlhammer.

Waller H. (2008), Gesundheitswissenschaft, 4.Aufl., Stuttgart: Kohlhammer

WHO (1988), Gesundheit 21: Eine Einführung zum Rahmenkonzept „Gesundheit für alle" für die Europäische Region der WHO, Kopenhagen: WHO Regionalbüro